L'INTERPRÉTATION DES GAZ DU SANG ARTÉRIEL

TYSK
(QUESTIONS ET RÉPONSES)

Rumi Michael Leigh

Introduction

Je tiens à vous remercier et à vous féliciter d'avoir acheté ce livre, " *L'interprétation des gaz du sang artériel, TYSK (questions et réponses)*".

Ce livre vous aidera à comprendre et réviser l'interprétation des gaz du sang artériel et ses termes associés.

Merci encore d'avoir acheté ce livre, j'espère qu'il vous plaira !

Table of Contents

Introduction *2*
Chapitre 1 .... *4*
Chapitre 2 .... *6*
Chapitre 3 .... *9*
Chapitre 4... *13*
Chapitre 5... *17*
Chapitre 6... *21*
Chapitre 7... *25*
Chapitre 8... *28*
Chapitre 9... *32*
Chapitre 10... *35*
Chapitre 11... *38*
Conclusion *43*

Chapitre 1

1) Qu'est-ce que le pH ?
- Le pH est l'acidité d'une solution.
2) Quel est le pH normal dans le sang ?
- Le pH normal dans le sang est de 7,35 à 7,45
3) Qu'est-ce que la PaCO2 ?
- PaCO2 est la pression partielle de dioxyde de carbone dans le sang artériel.
4) Quelle est la valeur normale de PaCO2 ?
- La valeur normale de PaCO2 est de 35 à 45.
5) Qu'est-ce que le HCO3 ?
- HCO3 est la concentration de bicarbonate dans le sang artériel.
6) Quelle est la valeur normale de HCO3 ?
- La valeur normale de HCO3 est de 22 à 26
7) A quoi correspond un niveau de pH supérieur à 7,45 ?
- Un niveau de pH supérieur à 7,45 est une base.
8) A quoi correspond un niveau de pH inférieur à 7,35 ?
- Un niveau de pH inférieur à 7,35 est un acide.

9) A quoi correspond un HCO3 qui est supérieur à 26 ?
- Un HCO3 supérieur à 26 est basique.

10) A quoi correspond un HCO3 inférieur à 22 ?
- Un HCO3 inférieur à 22 est un acide.

Chapitre 2

1) A quoi correspond la PaCO2 ?
- La PaCO2 correspond au niveau respiratoire.
2) A quoi correspond une PaCO2 supérieure à 45 ?
- Une PaCO2 supérieure à 45 est un acide.
3) A quoi correspond une PaCO2 inférieur à 35 ?
- Une PaCO2 inférieure à 35 est une base.
4) Qu'est-ce que l'acidose respiratoire ?
- L'acidose respiratoire se produit lorsque le niveau d'acide dans le sang est élevé.
5) Quelle est la normale absolue du pH sanguin ?
- La normale absolue du pH sanguin est de 7,40
6) Qu'est-ce qu'une compensation complète ?
- Une compensation complète est lorsque le pH est normal.
7) Le pH d'un patient est de 7,25, le PaCO2 est de 55 et le HCO3 est de 27. Est-ce un problème respiratoire ou un problème métabolique ? Est-ce alcalotique ou

acidotique ? Le patient est-il entièrement compensé, partiellement compensé ou non compensé ?
- L'acidose respiratoire est partiellement compensée.
8) Le pH d'un patient est de 7,20, le PaCO2 est de 53 et le HCO3 est de 28. Est-ce un problème respiratoire ou un problème métabolique ? Est-ce alcalotique ou acidotique ? Le patient est-il entièrement compensé, partiellement compensé ou non compensé ?
- L'acidose respiratoire est partiellement compensée.
9) Le pH d'un patient est de 7,15, le PaCO2 est de 46 et le HCO3 est de 29. Est-ce un problème respiratoire ou un problème métabolique ? Est-ce alcalotique ou acidotique ? Le patient est-il entièrement compensé, partiellement compensé ou non compensé ?
- L'acidose respiratoire est partiellement compensée.
10) Le pH d'un patient est de 7,46, le PaCO2 est de 48 et le HCO3 est de 30. Est-ce un problème respiratoire ou un problème métabolique ? Est-ce alcalotique ou acidotique ? Le patient est-il entièrement compensé, partiellement compensé ou non compensé ?
- C'est une alcalose métabolique partiellement compensée.

11) Le pH d'un patient est de 7,50 , le PaCO2 est de 34 et le HCO3 est de 20. S'agit-il d'un problème respiratoire ou d'un problème métabolique ? Est-ce alcalotique ou acidotique ? Le patient est-il entièrement compensé, partiellement compensé ou non compensé ?
- C'est une alcalose respiratoire partiellement compensée.

12) Le pH d'un patient est de 7,25, le PaCO2 est de 55 et le HCO3 est de 27. Est-ce un problème respiratoire ou un problème métabolique ? Est-ce alcalotique ou acidotique ? Le patient est-il entièrement compensé, partiellement compensé ou non compensé ?
- C'est une alcalose respiratoire partiellement compensée.

Chapitre 3

1) Le pH d'un patient est de 7,47, le PaCO2 est de 46 et le HCO3 est de 27. S'agit-il d'un problème respiratoire ou d'un problème métabolique ? Est-ce alcalotique ou acidotique ? Le patient est-il entièrement compensé, partiellement compensé ou non compensé ?
- C'est une alcalose métabolique partiellement compensée.

2) Le pH d'un patient est de 7,30, le PaCO2 est de 34 et le HCO3 est de 21. Est-ce un problème respiratoire ou un problème métabolique ? Est-ce alcalotique ou acidotique ? Le patient est-il entièrement compensé, partiellement compensé ou non compensé ?
- C'est une acidose métabolique partiellement compensée.

3) Le pH d'un patient est de 7,29, le PaCO2 est de 36 et le HCO3 est de 19. S'agit-il d'un problème respiratoire ou d'un problème métabolique ? Est-ce alcalotique ou

acidotique ? Le patient est-il entièrement compensé, partiellement compensé ou non compensé ?
- C'est une acidose métabolique non compensée.
4) Le pH d'un patient est de 7,48, le PaCO2 est de 47 et le HCO3 est de 31. Est-ce un problème respiratoire ou un problème métabolique ? Est-ce alcalotique ou acidotique ? Le patient est-il entièrement compensé, partiellement compensé ou non compensé ?
- C'est une alcalose métabolique partiellement compensée.
5) Le pH d'un patient est de 7,46, le PaCO2 est de 31 et le HCO3 est de 21. S'agit-il d'un problème respiratoire ou d'un problème métabolique ? Est-ce alcalotique ou acidotique ? Le patient est-il entièrement compensé, partiellement compensé ou non compensé ?
- C'est une alcalose respiratoire partiellement compensée.
6) Le pH d'un patient est de 7,50, le PaCO2 est de 49 et le HCO3 est de 27. Est-ce un problème respiratoire ou un problème métabolique ? Est-ce alcalotique ou acidotique ? Le patient est-il entièrement compensé, partiellement compensé ou non compensé ?

- C'est une alcalose métabolique partiellement compensée.
7) Le pH d'un patient est de 7,46, le PaCO2 est de 36 et le HCO3 est de 27. S'agit-il d'un problème respiratoire ou d'un problème métabolique ? Est-ce alcalotique ou acidotique ? Le patient est-il entièrement compensé, partiellement compensé ou non compensé ?
- C'est une alcalose métabolique non compensée.
8) Le pH d'un patient est de 7,49 , le PaCO2 est de 48 et le HCO3 est de 28. S'agit-il d'un problème respiratoire ou d'un problème métabolique ? Est-ce alcalotique ou acidotique ? Le patient est-il entièrement compensé, partiellement compensé ou non compensé ?
- C'est une alcalose métabolique partiellement compensée.
9) Le pH d'un patient est de 7,26, le PaCO2 est de 35 et le HCO3 est de 21. S'agit-il d'un problème respiratoire ou d'un problème métabolique ? Est-ce alcalotique ou acidotique ? Le patient est-il entièrement compensé, partiellement compensé ou non compensé ?
- C'est une acidose métabolique non compensée.
10) Le pH d'un patient est de 7,32, le PaCO2 est de 32 et le HCO3 est de 20. Est-ce un problème respiratoire ou

un problème métabolique ? Est-ce alcalotique ou acidotique ? Le patient est-il entièrement compensé, partiellement compensé ou non compensé ?
- C'est une acidose métabolique partiellement compensée.

Chapitre 4

1) Le pH d'un patient est de 7,32, le PaCO2 est de 33 et le HCO3 est de 19. S'agit-il d'un problème respiratoire ou d'un problème métabolique ? Est-ce alcalotique ou acidotique ? Le patient est-il entièrement compensé, partiellement compensé ou non compensé ?
- C'est une acidose métabolique partiellement compensée.
2) Le pH d'un patient est de 7,46, le PaCO2 est de 50 et le HCO3 est de 29. Est-ce un problème respiratoire ou un problème métabolique ? Est-ce alcalotique ou acidotique ? Le patient est-il entièrement compensé, partiellement compensé ou non compensé ?
- C'est une alcalose métabolique partiellement compensée.
3) Le pH d'un patient est de 7,49, le PaCO2 est de 35 et le HCO3 est de 28. S'agit-il d'un problème respiratoire ou d'un problème métabolique ? Est-ce alcalotique ou

acidotique ? Le patient est-il entièrement compensé, partiellement compensé ou non compensé ?

- C'est une alcalose métabolique non compensée.

4) Le pH d'un patient est de 7,30, le PaCO2 est de 47 et le HCO3 est de 22. Est-ce un problème respiratoire ou un problème métabolique ? Est-ce alcalotique ou acidotique ? Le patient est-il entièrement compensé, partiellement compensé ou non compensé ?

- C'est une acidose respiratoire non compensée.

5) Le pH d'un patient est de 7,46, le PaCO2 est de 48 et le HCO3 est de 30. Est-ce un problème respiratoire ou un problème métabolique ? Est-ce alcalotique ou acidotique ? Le patient est-il entièrement compensé, partiellement compensé ou non compensé ?

- C'est une alcalose métabolique partiellement compensée.

6) Le pH d'un patient est de 7,31, le PaCO2 est de 30 et le HCO3 est de 21. S'agit-il d'un problème respiratoire ou d'un problème métabolique ? Est-ce alcalotique ou acidotique ? Le patient est-il entièrement compensé, partiellement compensé ou non compensé ?

- C'est une acidose métabolique partiellement compensée.

7) Le pH d'un patient est de 7,49, le PaCO2 est de 30 et le HCO3 est de 20. Est-ce un problème respiratoire ou un problème métabolique ? Est-ce alcalotique ou acidotique ? Le patient est-il entièrement compensé, partiellement compensé ou non compensé ?
- C'est une alcalose respiratoire partiellement compensée.

8) Le pH d'un patient est de 7,50 , le PaCO2 est de 29 et le HCO3 est de 14. Est-ce un problème respiratoire ou un problème métabolique ? Est-ce alcalotique ou acidotique ? Le patient est-il entièrement compensé, partiellement compensé ou non compensé ?
- C'est une alcalose respiratoire partiellement compensée.

9) Le pH d'un patient est de 7,48, le PaCO2 est de 27 et le HCO3 est de 13. Est-ce un problème respiratoire ou un problème métabolique ? Est-ce alcalotique ou acidotique ? Le patient est-il entièrement compensé, partiellement compensé ou non compensé ?
- C'est une alcalose respiratoire partiellement compensée.

10) Le pH d'un patient est de 7,33, le PaCO2 est de 31 et le HCO3 est de 20. Est-ce un problème respiratoire ou

un problème métabolique ? Est-ce alcalotique ou acidotique ? Le patient est-il entièrement compensé, partiellement compensé ou non compensé ?
- C'est une acidose métabolique partiellement compensée.

Chapitre 5

1) Le pH d'un patient est de 7,47, le PaCO2 est de 37 et le HCO3 est de 29. Est-ce un problème respiratoire ou un problème métabolique ? Est-ce alcalotique ou acidotique ? Le patient est-il entièrement compensé, partiellement compensé ou non compensé ?
- C'est une alcalose métabolique non compensée.

2) Le pH d'un patient est de 7,51, le PaCO2 est de 28 et le HCO3 est de 17. S'agit-il d'un problème respiratoire ou d'un problème métabolique ? Est-ce alcalotique ou acidotique ? Le patient est-il entièrement compensé, partiellement compensé ou non compensé ?
- C'est une alcalose respiratoire partiellement compensée.

3) Le pH d'un patient est de 7,34, le PaCO2 est de 30 et le HCO3 est de 21. S'agit-il d'un problème respiratoire ou d'un problème métabolique ? Est-ce alcalotique ou acidotique ? Le patient est-il entièrement compensé, partiellement compensé ou non compensé ?

- C'est une acidose métabolique partiellement compensée.

4) Le pH d'un patient est de 7,52, le PaCO2 est de 26 et le HCO3 est de 16. Est-ce un problème respiratoire ou un problème métabolique ? Est-ce alcalotique ou acidotique ? Le patient est-il entièrement compensé, partiellement compensé ou non compensé ?

- C'est une alcalose respiratoire partiellement compensée.

5) Le pH d'un patient est de 7,50, le PaCO2 est de 34 et le HCO3 est de 22. Est-ce un problème respiratoire ou un problème métabolique ? Est-ce alcalotique ou acidotique ? Le patient est-il entièrement compensé, partiellement compensé ou non compensé ?

- C'est une alcalose respiratoire non compensée.

6) Le pH d'un patient est de 7,54, le PaCO2 est de 32 et le HCO3 est de 15. Est-ce un problème respiratoire ou un problème métabolique ? Est-ce alcalotique ou acidotique ? Le patient est-il entièrement compensé, partiellement compensé ou non compensé ?

- C'est une alcalose respiratoire partiellement compensée.

7) Le pH d'un patient est de 7,55, le PaCO2 est de 33 et le HCO3 est de 12. Est-ce un problème respiratoire ou un problème métabolique ? Est-ce alcalotique ou acidotique ? Le patient est-il entièrement compensé, partiellement compensé ou non compensé ?
- C'est une alcalose respiratoire partiellement compensée.

8) Le pH d'un patient est de 7,31, le PaCO2 est de 32 et le HCO3 est de 20. Est-ce un problème respiratoire ou un problème métabolique ? Est-ce alcalotique ou acidotique ? Le patient est-il entièrement compensé, partiellement compensé ou non compensé ?
- C'est une acidose métabolique partiellement compensée.

9) Le pH d'un patient est de 7,55, le PaCO2 est de 33 et le HCO3 est de 23. S'agit-il d'un problème respiratoire ou d'un problème métabolique ? Est-ce alcalotique ou acidotique ? Le patient est-il entièrement compensé, partiellement compensé ou non compensé ?
- C'est une alcalose respiratoire non compensée.

10) Le pH d'un patient est de 7,31, le PaCO2 est de 48 et le HCO3 est de 22. Est-ce un problème respiratoire ou un problème métabolique ? Est-ce alcalotique ou

acidotique ? Le patient est-il entièrement compensé, partiellement compensé ou non compensé ?
- C'est une acidose respiratoire non compensée.

Chapitre 6

1) Le pH d'un patient est de 7,34, le PaCO2 est de 29 et le HCO3 est de 19. S'agit-il d'un problème respiratoire ou d'un problème métabolique ? Est-ce alcalotique ou acidotique ? Le patient est-il entièrement compensé, partiellement compensé ou non compensé ?
- C'est une acidose métabolique partiellement compensée.

2) Le pH d'un patient est de 7,53, le PaCO2 est de 34 et le HCO3 est de 19. Est-ce un problème respiratoire ou un problème métabolique ? Est-ce alcalotique ou acidotique ? Le patient est-il entièrement compensé, partiellement compensé ou non compensé ?
- C'est une alcalose respiratoire partiellement compensée.

3) Le pH d'un patient est de 7,48, le PaCO2 est de 35 et le HCO3 est de 31. S'agit-il d'un problème respiratoire ou d'un problème métabolique ? Est-ce alcalotique ou

acidotique ? Le patient est-il entièrement compensé, partiellement compensé ou non compensé ?
- C'est une alcalose métabolique non compensée.
4) Le pH d'un patient est de 7,55, le PaCO2 est de 48 et le HCO3 est de 32. Est-ce un problème respiratoire ou un problème métabolique ? Est-ce alcalotique ou acidotique ? Le patient est-il entièrement compensé, partiellement compensé ou non compensé ?
- C'est une alcalose métabolique partiellement compensée.
5) Le pH d'un patient est de 7,60, le PaCO2 est de 32 et le HCO3 est de 24. Est-ce un problème respiratoire ou un problème métabolique ? Est-ce alcalotique ou acidotique ? Le patient est-il entièrement compensé, partiellement compensé ou non compensé ?
- C'est une alcalose respiratoire non compensée.
6) Le pH d'un patient est de 7,25, le PaCO2 est de 44 et le HCO3 est de 27. Est-ce un problème respiratoire ou un problème métabolique ? Est-ce alcalotique ou acidotique ? Le patient est-il entièrement compensé, partiellement compensé ou non compensé ?
- C'est une acidose respiratoire partiellement compensée.

7) Le pH d'un patient est de 7,65, le PaCO2 est de 31 et le HCO3 est de 25. Est-ce un problème respiratoire ou un problème métabolique ? Est-ce alcalotique ou acidotique ? Le patient est-il entièrement compensé, partiellement compensé ou non compensé ?
- C'est une alcalose respiratoire non compensée.

8) Le pH d'un patient est de 7,32 , le PaCO2 est de 49 et le HCO3 est de 23. Est-ce un problème respiratoire ou un problème métabolique ? Est-ce alcalotique ou acidotique ? Le patient est-il entièrement compensé, partiellement compensé ou non compensé ?
- C'est une acidose respiratoire non compensée.

9) Le pH d'un patient est de 7,51, le PaCO2 est de 47 et le HCO3 est de 28. S'agit-il d'un problème respiratoire ou d'un problème métabolique ? Est-ce alcalotique ou acidotique ? Le patient compense-t-il, entièrement compensé ou non compensé ?
- C'est une alcalose métabolique partiellement compensée.

10) Le pH d'un patient est de 7,26, le PaCO2 est de 47 et le HCO3 est de 30. Est-ce un problème respiratoire ou un problème métabolique ? Est-ce alcalotique ou

acidotique ? Le patient est-il entièrement compensé, partiellement compensé ou non compensé ?

- C'est une acidose respiratoire partiellement compensée.

Chapitre 7

1) Le pH d'un patient est de 7,48, le PaCO2 est de 50 et le HCO3 est de 34. Est-ce un problème respiratoire ou un problème métabolique ? Est-ce alcalotique ou acidotique ? Le patient est-il entièrement compensé, partiellement compensé ou non compensé ?
- C'est une alcalose métabolique partiellement compensée.
2) Le pH d'un patient est de 7,50, le PaCO2 est de 38 et le HCO3 est de 30. Est-ce un problème respiratoire ou un problème métabolique ? Est-ce alcalotique ou acidotique ? Le patient est-il entièrement compensé, partiellement compensé ou non compensé ?
- C'est une alcalose métabolique non compensée.
3) Le pH d'un patient est de 7,70, le PaCO2 est de 30 et le HCO3 est de 26. Est-ce un problème respiratoire ou un problème métabolique ? Est-ce alcalotique ou acidotique ? Le patient est-il entièrement compensé, partiellement compensé ou non compensé ?

- C'est une alcalose respiratoire non compensée.
4) Le pH d'un patient est de 7,27, le PaCO2 est de 42 et le HCO3 est de 28. Est-ce un problème respiratoire ou un problème métabolique ? Est-ce alcalotique ou acidotique ? Le patient est-il entièrement compensé, partiellement compensé ou non compensé ?
- C'est une acidose respiratoire partiellement compensée.
5) Le pH d'un patient est de 7,80, le PaCO2 est de 29 et le HCO3 est de 22. Est-ce un problème respiratoire ou un problème métabolique ? Est-ce alcalotique ou acidotique ? Le patient est-il entièrement compensé, partiellement compensé ou non compensé ?
- C'est une alcalose respiratoire non compensée.
6) Le pH d'un patient est de 7,33, le PaCO2 est de 46 et le HCO3 est de 25. Est-ce un problème respiratoire ou un problème métabolique ? Est-ce alcalotique ou acidotique ? Le patient est-il entièrement compensé, partiellement compensé ou non compensé ?
- C'est une acidose respiratoire non compensée.
7) Le pH d'un patient est de 7,33, le PaCO2 est de 28 et le HCO3 est de 20. Est-ce un problème respiratoire ou un problème métabolique ? Est-ce alcalotique ou

acidotique ? Le patient est-il entièrement compensé, partiellement compensé ou non compensé ?

- C'est une acidose métabolique partiellement compensée.

8) Le pH d'un patient est de 7,90 , le PaCO2 est de 28 et le HCO3 est de 23. Est-ce un problème respiratoire ou un problème métabolique ? Est-ce alcalotique ou acidotique ? Le patient est-il entièrement compensé, partiellement compensé ou non compensé ?

- C'est une alcalose respiratoire non compensée.

9) Le pH d'un patient est de 7,25, le PaCO2 est de 37 et le HCO3 est de 20. Est-ce un problème respiratoire ou un problème métabolique ? Est-ce alcalotique ou acidotique ? Le patient est-il entièrement compensé, partiellement compensé ou non compensé ?

- C'est une acidose métabolique non compensée.

10) Le pH d'un patient est de 7,34, le PaCO2 est de 48 et le HCO3 est de 24. Est-ce un problème respiratoire ou un problème métabolique ? Est-ce alcalotique ou acidotique ? Le patient est-il entièrement compensé, partiellement compensé ou non compensé ?

- C'est une acidose respiratoire non compensée.

Chapitre 8

1) Le pH d'un patient est de 7,25, le PaCO2 est de 50 et le HCO3 est de 26. Est-ce un problème respiratoire ou un problème métabolique ? Est-ce alcalotique ou acidotique ? Le patient est-il entièrement compensé, partiellement compensé ou non compensé ?
- C'est une acidose respiratoire non compensée.

2) Le pH d'un patient est de 7,30, le PaCO2 est de 32 et le HCO3 est de 21. Est-ce un problème respiratoire ou un problème métabolique ? Est-ce alcalotique ou acidotique ? Le patient est-il entièrement compensé, partiellement compensé ou non compensé ?
- C'est une acidose métabolique partiellement compensée.

3) Le pH d'un patient est de 7,28, le PaCO2 est de 49 et le HCO3 est de 34. Est-ce un problème respiratoire ou un problème métabolique ? Est-ce alcalotique ou acidotique ? Le patient est-il entièrement compensé, partiellement compensé ou non compensé ?

- C'est une acidose respiratoire partiellement compensée.
4) Le pH d'un patient est de 7,47, le PaCO2 est de 30 et le HCO3 est de 18. S'agit-il d'un problème respiratoire ou d'un problème métabolique ? Est-ce alcalotique ou acidotique ? Le patient est-il entièrement compensé, partiellement compensé ou non compensé ?
- C'est une alcalose respiratoire partiellement compensée.
5) Le pH d'un patient est de 7,28, le PaCO2 est de 35 et le HCO3 est de 21. S'agit-il d'un problème respiratoire ou d'un problème métabolique ? Est-ce alcalotique ou acidotique ? Le patient est-il entièrement compensé, partiellement compensé ou non compensé ?
- C'est une acidose métabolique non compensée.
6) Le pH d'un patient est de 7,26, le PaCO2 est de 51 et le HCO3 est de 25. Est-ce un problème respiratoire ou un problème métabolique ? Est-ce alcalotique ou acidotique ? Le patient est-il entièrement compensé, partiellement compensé ou non compensé ?
- C'est une acidose respiratoire non compensée.
7) Le pH d'un patient est de 7,29, le PaCO2 est de 50 et le HCO3 est de 29. Est-ce un problème respiratoire ou

un problème métabolique ? Est-ce alcalotique ou acidotique ? Le patient est-il entièrement compensé, partiellement compensé ou non compensé ?
- C'est une acidose respiratoire partiellement compensée.

8) Le pH d'un patient est de 7,2 ± 7, le PaCO2 est de 35 et le HCO3 est de 18. S'agit-il d'un problème respiratoire ou d'un problème métabolique ? Est-ce alcalotique ou acidotique ? Le patient est-il entièrement compensé, partiellement compensé ou non compensé ?
- C'est une acidose métabolique non compensée.

9) Le pH d'un patient est de 7,85, le PaCO2 est de 27 et le HCO3 est de 24. Est-ce un problème respiratoire ou un problème métabolique ? Est-ce alcalotique ou acidotique ? Le patient est-il entièrement compensé, partiellement compensé ou non compensé ?
- C'est une alcalose respiratoire non compensée.

10) Le pH d'un patient est de 7,51, le PaCO2 est de 39 et le HCO3 est de 32. Est-ce un problème respiratoire ou un problème métabolique ? Est-ce alcalotique ou acidotique ? Le patient est-il entièrement compensé, partiellement compensé ou non compensé ?

- C'est une alcalose métabolique non compensée.

Chapitre 9

1) Le pH d'un patient est de 7,30, le PaCO2 est de 51 et le HCO3 est de 35. Est-ce un problème respiratoire ou un problème métabolique ? Est-ce alcalotique ou acidotique ? Le patient est-il entièrement compensé, partiellement compensé ou non compensé ?
- C'est une acidose respiratoire partiellement compensée.

2) Le pH d'un patient est de 7,30, le PaCO2 est de 39 et le HCO3 est de 16. Est-ce un problème respiratoire ou un problème métabolique ? Est-ce alcalotique ou acidotique ? Le patient est-il entièrement compensé, partiellement compensé ou non compensé ?
- C'est une acidose métabolique non compensée.

3) Le pH d'un patient est de 7,50, le PaCO2 est de 26 et le HCO3 est de 25. Est-ce un problème respiratoire ou un problème métabolique ? Est-ce alcalotique ou acidotique ? Le patient est-il entièrement compensé, partiellement compensé ou non compensé ?

- C'est une alcalose respiratoire non compensée.
4) Le pH d'un patient est de 7,52, le PaCO2 est de 40 et le HCO3 est de 30. Est-ce un problème respiratoire ou un problème métabolique ? Est-ce alcalotique ou acidotique ? Le patient est-il entièrement compensé, partiellement compensé ou non compensé ?
- C'est une alcalose métabolique non compensée.
5) Le pH d'un patient est de 7,27, le PaCO2 est de 52 et le HCO3 est de 26. Est-ce un problème respiratoire ou un problème métabolique ? Est-ce alcalotique ou acidotique ? Le patient est-il entièrement compensé, partiellement compensé ou non compensé ?
- C'est une acidose respiratoire compensée.
6) Le pH d'un patient est de 7,31, le PaCO2 est de 52 et le HCO3 est de 31. S'agit-il d'un problème respiratoire ou d'un problème métabolique ? Est-ce alcalotique ou acidotique ? Le patient est-il entièrement compensé, partiellement compensé ou non compensé ?
- C'est une acidose respiratoire partiellement compensée.
7) Le pH d'un patient est de 7,31, le PaCO2 est de 40 et le HCO3 est de 17. S'agit-il d'un problème respiratoire ou d'un problème métabolique ? Est-ce alcalotique ou

acidotique ? Le patient est-il entièrement compensé, partiellement compensé ou non compensé ?
- C'est une acidose métabolique non compensée.
8) Le pH d'un patient est de 7,2 8, le PaCO2 est de 53 et le HCO3 est de 22. Est-ce un problème respiratoire ou un problème métabolique ? Est-ce alcalotique ou acidotique ? Le patient est-il entièrement compensé, partiellement compensé ou non compensé ?
- C'est une acidose respiratoire non compensée.
9) Le pH d'un patient est de 7,53, le PaCO2 est de 41 et le HCO3 est de 33. Est-ce un problème respiratoire ou un problème métabolique ? Est-ce alcalotique ou acidotique ? Le patient est-il entièrement compensé, partiellement compensé ou non compensé ?
- C'est une alcalose métabolique non compensée.
10) Le pH d'un patient est de 7,32, le PaCO2 est de 53 et le HCO3 est de 36. Est-ce un problème respiratoire ou un problème métabolique ? Est-ce alcalotique ou acidotique ? Le patient est-il entièrement compensé, partiellement compensé ou non compensé ?
- C'est une acidose respiratoire partiellement compensée.

Chapitre 10

1) Le pH d'un patient est de 7,54, le PaCO2 est de 34 et le HCO3 est de 34. S'agit-il d'un problème respiratoire ou d'un problème métabolique ? Est-ce alcalotique ou acidotique ? Le patient est-il entièrement compensé, partiellement compensé ou non compensé ?
- C'est une alcalose métabolique non compensée.

2) Le pH d'un patient est de 7,33, le PaCO2 est de 54 et le HCO3 est de 32. Est-ce un problème respiratoire ou un problème métabolique ? Est-ce alcalotique ou acidotique ? Le patient est-il entièrement compensé, partiellement compensé ou non compensé ?
- C'est une acidose respiratoire partiellement compensée.

3) Le pH d'un patient est de 7,32, le PaCO2 est de 45 et le HCO3 est de 20. Est-ce un problème respiratoire ou un problème métabolique ? Est-ce alcalotique ou acidotique ? Le patient est-il entièrement compensé, partiellement compensé ou non compensé ?

- C'est une acidose métabolique non compensée.
4) Le pH d'un patient est de 7,60, le PaCO2 est de 25 et le HCO3 est de 26. Est-ce un problème respiratoire ou un problème métabolique ? Est-ce alcalotique ou acidotique ? Le patient est-il entièrement compensé, partiellement compensé ou non compensé ?
- C'est une alcalose respiratoire non compensée.
5) Le pH d'un patient est de 7,29, le PaCO2 est de 54 et le HCO3 est de 25. Est-ce un problème respiratoire ou un problème métabolique ? Est-ce alcalotique ou acidotique ? Le patient est-il entièrement compensé, partiellement compensé ou non compensé ?
- C'est une acidose respiratoire non compensée.
6) Le pH d'un patient est de 7,33, le PaCO2 est de 41 et le HCO3 est de 18. Est-ce un problème respiratoire ou un problème métabolique ? Est-ce alcalotique ou acidotique ? Le patient est-il entièrement compensé, partiellement compensé ou non compensé ?
- C'est une acidose métabolique non compensée.
7) Le pH d'un patient est de 7,34, le PaCO2 est de 55 et le HCO3 est de 33. Est-ce un problème respiratoire ou un problème métabolique ? Est-ce alcalotique ou

acidotique ? Le patient est-il entièrement compensé, partiellement compensé ou non compensé ?
- C'est une acidose respiratoire partiellement compensée.

8) Le pH d'un patient est de 7,55 , le PaCO2 est de 45 et le HCO3 est de 28. S'agit-il d'un problème respiratoire ou d'un problème métabolique ? Est-ce alcalotique ou acidotique ? Le patient est-il entièrement compensé, partiellement compensé ou non compensé ?
- C'est une alcalose métabolique non compensée.

9) Le pH d'un patient est de 7,49, le PaCO2 est de 52 et le HCO3 est de 33. Est-ce un problème respiratoire ou un problème métabolique ? Est-ce alcalotique ou acidotique ? Le patient est-il entièrement compensé, partiellement compensé ou non compensé ?
- C'est une alcalose métabolique partiellement compensée.

10) Le pH d'un patient est de 7,34, le PaCO2 est de 42 et le HCO3 est de 19. S'agit-il d'un problème respiratoire ou d'un problème métabolique ? Est-ce alcalotique ou acidotique ? Le patient est-il entièrement compensé, partiellement compensé ou non compensé ?
- C'est une acidose métabolique non compensée.

Chapitre 11

1) Le pH d'un patient est de 7,38, le PaCO2 est de 34 et le HCO3 est de 18. Est-ce un problème respiratoire ou un problème métabolique ? Est-ce alcalotique ou acidotique ? Le patient est-il entièrement compensé, partiellement compensé ou non compensé ?
- C'est une acidose métabolique avec compensation complète.

2) Le pH d'un patient est de 7,41, le PaCO2 est de 34 et le HCO3 est de 21. S'agit-il d'un problème respiratoire ou d'un problème métabolique ? Est-ce alcalotique ou acidotique ? Le patient est-il entièrement compensé, partiellement compensé ou non compensé ?
- C'est une alcalose respiratoire avec compensation complète.

3) Le pH d'un patient est de 7,36, le PaCO2 est de 33 et le HCO3 est de 16. Est-ce un problème respiratoire ou un problème métabolique ? Est-ce alcalotique ou acidotique ? Le patient est-il entièrement compensé, partiellement compensé ou non compensé ?

- C'est une acidose métabolique avec compensation complète.

4) Le pH d'un patient est de 7,37, le PaCO2 est de 30 et le HCO3 est de 15. S'agit-il d'un problème respiratoire ou d'un problème métabolique ? Est-ce alcalotique ou acidotique ? Le patient est-il entièrement compensé, partiellement compensé ou non compensé ?

- Acidose métabolique avec compensation complète.

5) Le pH d'un patient est de 7,38, le PaCO2 est de 26 et le HCO3 est de 17. Est-ce un problème respiratoire ou un problème métabolique ? Est-ce alcalotique ou acidotique ? Le patient est-il entièrement compensé, partiellement compensé ou non compensé ?

- C'est une acidose métabolique avec compensation complète.

6) Le pH d'un patient est de 7,42, le PaCO2 est de 33 et le HCO3 est de 20. Est-ce un problème respiratoire ou un problème métabolique ? Est-ce alcalotique ou acidotique ? Le patient est-il entièrement compensé, partiellement compensé ou non compensé ?

- C'est une alcalose respiratoire avec compensation complète.

7) Le pH d'un patient est de 7,36, le PaCO2 est de 34 et le HCO3 est de 14. S'agit-il d'un problème respiratoire ou d'un problème métabolique ? Est-ce alcalotique ou acidotique ? Le patient est-il entièrement compensé, partiellement compensé ou non compensé ?
- C'est une acidose métabolique avec compensation complète.

8) Le pH d'un patient est de 7,39 , le PaCO2 est de 32 et le HCO3 est de 17. Est-ce un problème respiratoire ou un problème métabolique ? Est-ce alcalotique ou acidotique ? Le patient est-il entièrement compensé, partiellement compensé ou non compensé ?
- C'est une acidose métabolique avec compensation complète.

9) Le pH d'un patient est de 7,43, le PaCO2 est de 32 et le HCO3 est de 19. Est-ce un problème respiratoire ou un problème métabolique ? Est-ce alcalotique ou acidotique ? Le patient est-il entièrement compensé, partiellement compensé ou non compensé ?
- C'est une alcalose respiratoire avec compensation complète.

10) Le pH d'un patient est de 7,44, le PaCO2 est de 31 et le HCO3 est de 18. Est-ce un problème respiratoire ou

un problème métabolique ? Est-ce alcalotique ou acidotique ? Le patient est-il entièrement compensé, partiellement compensé ou non compensé ?

- C'est une alcalose respiratoire avec compensation complète.

11) Le pH d'un patient est de 7,36, le PaCO2 est de 31 et le HCO3 est de 16. Est-ce un problème respiratoire ou un problème métabolique ? Est-ce alcalotique ou acidotique ? Le patient est-il entièrement compensé, partiellement compensé ou non compensé ?

- C'est une acidose métabolique avec compensation complète.

12) Le pH d'un patient est de 7,42, le PaCO2 est de 30 et le HCO3 est de 17. Est-ce un problème respiratoire ou un problème métabolique ? Est-ce alcalotique ou acidotique ? Le patient est-il entièrement compensé, partiellement compensé ou non compensé ?

- C'est une alcalose respiratoire avec compensation complète.

11) Le pH d'un patient est de 7,38, le PaCO2 est de 28 et le HCO3 est de 15. Est-ce un problème respiratoire ou un problème métabolique ? Est-ce alcalotique ou

acidotique ? Le patient est-il entièrement compensé, partiellement compensé ou non compensé ?

- C'est une acidose métabolique avec compensation complète.

12) Le pH d'un patient est de 7,41, le PaCO2 est de 32 et le HCO3 est de 16. S'agit-il d'un problème respiratoire ou d'un problème métabolique ? Est-ce alcalotique ou acidotique ? Le patient est-il entièrement compensé, partiellement compensé ou non compensé ?

- C'est une alcalose respiratoire avec compensation complète.

Conclusion

Merci encore d'avoir acheté ce livre. J'espère que cela vous a aidé dans votre cheminement vers la compréhension de l'interprétation des gaz du sang artériel.

S'il vous plaît, si vous avez aimé ce livre, je vous invite à laisser un commentaire. Ce serait apprécié.

Merci.

www.ingramcontent.com/pod-product-compliance
Lightning Source LLC
Chambersburg PA
CBHW050319220526
45465CB00005B/2049